Depression
Wie Sie Depressionen überwinden und für immer besiegen

Steffan Strehle

Inhalt

Einleitung v

Kapitel 1 - Was ist Depression? 1

Kapitel 2 – Die Symptome von Depression erkennen und verstehen 7

Kapitel 3 – Ziele setzen und aktiv werden 11

Kapitel 4 – Negative Gedanken bekämpfen und durch realistische ersetzen 19

Kapitel 5 – Sie können sich ändern 31

Kapitel 6 – Zeit zu handeln 35

Kapitel 7 – Verhinderung von Rückfällen bei Stillstand 39

Kapitel 8 – Wann es an der Zeit ist, sich professionelle Hilfe zu suchen ... 43

Fazit 45

Einleitung

Gegen eine Depression zu kämpfen ist schwer und kann einen aufzehren, aber es ist möglich. Dieses Buch basiert auf bewiesenermaßen effektiven Methoden der Behandlung von Depression. All die aufgeführten Techniken habe ich verwendet und bei anderen in erfolgreicher Anwendung gesehen, doch es ist Ihnen überlassen, meinen Methoden zu vertrauen. Ich bitte Sie, dran zu bleiben und die Methoden, die ich in den folgenden Kapiteln besprechen möchte, zu probieren, da Sie Ihnen dabei helfen werden, sich ein für alle Mal von Ihrer Depression zu befreien.

Jeder hat mal einen schlechten Tag, das kann an einer nicht erhaltenen Gehaltserhöhung oder einer spontanen Absage eines Freundes liegen. Diese Gefühle von Trauer oder Zurückweisung halten ein paar Stunden an, vielleicht maximal einen Tag oder zwei, und dann kehren wir zu unserem normalen Gemütszustand zurück. Diese Arten von Stimmungsschwankungen beeinflussen normalerweise nicht die Fähigkeit einer Person, im alltäglichen Leben zu funktionieren.

Auch wenn sich viele Menschen als depressiv beschreiben, wenn das Leben ihnen etwas in den Weg wirft, das sie nicht erwartet haben, ist das nicht, was ein Psychologe als Depression bezeichnen würde. Der Begriff der klinischen Depression reicht weiter als Trauer, Enttäuschung, Verlust oder Traurigkeit. Menschen, die unter dieser Krankheit leiden werden in ein schwarzes Loch gesaugt, das eine unglaubliche Präsenz in ihrem Leben annimmt und sie oft über Wochen, Monate oder sogar Jahre hin verbraucht und auszehrt. Während sie versuchen, sich der depressiven Stimmung zu entziehen, mischt sich die tiefe Depression in jeden Teil ihre Lebens ein und lässt ein Entkommen unmöglich erscheinen. Wenn andere mit der Situation konfrontiert werden wird oft geraten "einfach glücklich zu sein", ohne das klar verstanden wird, wie ernst die Situation tatsächlich ist.

Wenn Sie eine solche Verzweiflung spüren kann es schwer sein, nach Hilfe zu suchen oder daran zu glauben, dass es einen Weg aus dieser Dunkelheit gibt und viele Leute, die unter Depressionen leiden glauben, dass die

Krankheit permanent ist und sie immer weiter leiden werden, egal was sie auch unternehmen. Es ist, als wäre die Depression ein Teil von ihnen geworden. Es ist allerdings für die meisten Menschen nicht alles verloren, da eine Depression oft eine gut zu heilende Krankheit ist, und dieses Buch wurde geschrieben um all denen zu helfen, die ihre Depression loswerden wollen; es ist kein einfacher Weg, der viel Motivation verlangt und den Willen, an sich selbst zu arbeiten und Zeit in die Heilung zu investieren. Wenn Sie gewillt sind, das zu tun, dann bin ich fest davon überzeugt, dass das Buch das richtige für Sie ist und es Ihnen helfen wird, Ihre Depression zu überwinden.

Der Großteil der Methoden, die ich in diesem Buch bespreche basieren auf Kognitiver Verhaltenstherapie, auch bekannt als CBT (cognitive behavioral therapy). Mehrere Studien bestätigen, dass CBT möglicherweise der erfolgreichste Weg der Behandlung einer Depression ist, egal unter welcher Form der Depression der Betroffene leidet; mit der grundlegenden Idee, dass das was wir glauben und denken dramatisch beeinflussen, wie wir fühlen, und die Art, wie wir uns fühlen unser Verhalten beeinflusst.

Ich habe dieses Buch geschrieben, um Ihnen dabei zu helfen zu identifizieren, was Ihre Gedanken sind und wie Sie mit Ihren Gefühlen und Ihrem Verhalten in Verbindung stehen. Es ist wichtig, dass Sie verstehen, dass nicht all Ihre Gedanken der Realität entsprechen und verzerrt und ungesund sein können; dieses Buch sollte Ihnen allerdings dabei helfen zu erkennen, welche Gedanken verzerrt sind.

Angst und Depression haben oft mit tief verwurzelten Mustern zu tun und als Mensch ist es ganz natürlich, Dinge um uns herum zu betrachten und zu verallgemeinern. Unsere primitiven Beobachtungen schützen uns und helfen uns, schnell zu handeln wenn nötig. Leider gibt es Zeiten, in denen uns Dinge auffallen, die nicht helfen und das ist besonders dann der Fall, wenn wir seit jungen Jahren in unglücklichen Umständen leben. Vielleicht haben uns unsere Eltern schlecht behandelt oder nicht genug Zeit mit uns verbracht, vielleicht wurden wir in der Schule gehänselt oder in eine soziale Minderheit geboren und mit Rassismus und sozialen Vorurteilen großgezogen.

Unglückliche Umstände können dazu führen, dass wir uns selbst oder die Welt, in der wir leben als schlecht ansehen. Je mehr wir uns in solchen Situationen wieder finden, desto mehr werden wir ein Muster erkennen und desto stärker werden unsere Rückschlüsse. Im Herz der CBT steckt die Idee, dass unsere Stimmungen, Gedanken und Handlungen verbunden sind und es wird auf die Auswirkungen unsere Gedanken auf unsere Stimmung geachtet, während gleichzeitig erklärt wird, dass die depressive Stimmung uns weniger aktiv macht, was nachfolgend die Stimmung und Gedankenprozesse beeinflusst.

Es dauert seine Zeit, deutliche Veränderungen an Ihren kognitiven Prozessen, Emotionen und Verhaltensmustern vorzunehmen, hetzen Sie also nicht durch das Buch oder seien entmutigt, wenn Sie nicht sofort Veränderungen bemerken. Durch das Buch zu hetzen bedeutet nicht, dass Ihre Depression schneller geheilt wird, es kann sogar dazu führen, dass Ihr Heilungsprozess verlangsamt wird, da das Fehlen von schnellen Ergebnissen dazu führen kann, dass Sie sich schlechter fühlen. Sich selbst die Zeit zu versagen, neue Fähigkeiten zu üben und sich an neue Denkweisen zu gewöhnen wird viel ausmachen dabei, ob das was Sie zu tun gedenken, von Erfolg gekrönt sein wird. Ich verstehe, dass Sie Ihre Depression sofort loswerden wollen, doch sich die nötige Zeit zu nehmen wird Sie auf lange Sicht weiter bringen.

Es gibt eine Vielzahl von Übungen, zu denen ich Ihnen nur dringlichst raten kann, um das Beste aus diesem Buch zu machen, und Sie werden feststellen, dass Sie vielleicht einige der anspruchsvolleren Übungen mehrfach wiederholen müssen; geben Sie nur nicht auf. Haben Sie Geduld und bleiben dran, es kann zwar etwas dauern, aber Sie werden Ihr Ziel erreichen.

Das Buch behandelt die folgenden Themen eingehend:

- Was ist Depression?

- Die Symptome von Depression erkennen und verstehen

- Ziele setzen und aktiv werden

- Negative Gedanken bekämpfen und mit realistischen ersetzen

- Sie können sich ändern

- Zeit zu handeln

NINA DARM

- Verhinderung von Rückfällen bei Stillstand
- Wann es an der Zeit ist, sich professionelle Hilfe zu suchen

Vielen Dank, dass Sie sich entschieden haben, dieses Buch zu lesen und sich auf eine Reise zu machen, in der Sie sich mit Ihrem wahren Selbst anfreunden werden.

Kapitel 1 - Was ist Depression?

Depression ist weiterhin die häufigste psychiatrische Störung weltweit, die sowohl Männer wie auch Frauen an einem Punkt in ihrem Leben erwischt. Depression ist keine einheitliche Störung, die Symptome sind von Mensch zu Mensch anders und auch die Schwere variiert stark. Es gibt viele Ursachen für Depressionen, die zu einer einzelnen Episode oder über das ganze Leben wiederkehrenden Episoden führen können.

Je mehr depressive Episoden eine Person in ihrem Leben hatte, desto wahrscheinlicher ist eine weitere. Zum Beispiel liegt das Risiko bei einer Person, die eine depressive Episode erlebt hat bei 50%-60% eine weitere Episode zu entwickeln. Hat die Person allerdings bereits eine zweite Episode erlebt liegt die Chance bei 70%, dass sie eine dritte entwickeln wird. Nach drei depressiven Episoden steigen die Chancen für eine vierte oder mehr auf 90%.

Typen der Depression

Wenn die Menschen über Depressionen sprechen, dann sprechen Sie meist von der Major Depression; doch das ist nicht die einzige Störung mit depressiven Symptomen. Im folgenden werden einige häufige Störungen besprochen, in denen Depression einen großen Teil einnimmt.

Major Depression

Die Major Depression ist ein Problem, das viele Mediziner als klinische oder unipolare Depression bezeichnen. Sie ist die am weitesten bekannte Form der Depression, unipolar bezieht sich auf den Fakt, dass Menschen, die unter dieser Form der Störung leiden, nur depressive Stimmungen kennen, während die mit bipolaren Störungen sowohl depressiv als auch manisch sind.

Die Symptome der Major Depression sind sehr unterschiedliche, manche Menschen, die darunter leiden verschlafen ganze Tage während andere Schwierigkeiten haben, ein- oder durchzuschlafen. Auch typisch für diese Störung sind rapide Gewichtsveränderungen, bei denen entweder schnell zu- oder abgenommen wird. Manche Menschen mit dieser Störung sind leicht reizbar während andere sehr müde sind oder Schwierigkeiten haben, sich zu konzentrieren oder an Dinge zu erinnern.

Unabhängig davon sind einige Symptome in den meisten Fällen der Major Depression vorhanden; die Mehrheit der Betroffenen berichtet Verlust an Interessen, die Sie früher genossen und dass sie sich von der depressiven Stimmung übermannt fühlen. Die Symptome dieser Krankheit sind oft so schwer, dass die Betroffenen das Gefühl haben, kein normales Leben mehr führen zu können. Eine Major Depression führt oft dazu, dass sich der Betroffene isoliert und es wird auch von physischen Symptomen wie Kopfschmerzen berichtet. Oft kommen weitere psychische Probleme hinzu. Die Störung manifestiert sich oft Hand in Hand mit Zwangsstörungen, Alkohol- und Drogenmissbrauch, Essstörungen, Angst- und Panikstörungen.

Depressionen sind eine sehr ernste Krankheit und etwa 15% der Betroffenen nehmen sich das Leben.

Persistente depressive Störung

Diejenigen, die unter einer persistenten depressiven Störung oder der depressiven Störung bekannt als Dysthymie leiden, leiden unter einer Depression, die chronisch ist und mindestens zwei Jahre andauern wird. Normalerweise sind die Betroffenen nicht länger als zwei Monate symptomfrei. Während Dysthymie oft nicht so schwer ist wie die Major Depression kann sie dennoch starken Einfluss auf das Leben des Betroffenen haben.

Es ist möglich, unter Dysthymie und Major Depression zu leiden und Studien haben gezeigt, dass 10-25% der Menschen, die eine Major Depression entwickeln zuvor untere einer persistenten depressiven Störung gelitten haben. Diese Personen haben meist besondere Schwierigkeiten, sich von einer depressiven Episode zu erholen und benötigen oft längere Behandlung um die Symptome zu lindern.

Postpartum Depression

Postpartum Depression bei der Mutter setzt üblicherweise innerhalb von vier Wochen nach der Geburt ein und betrifft etwa 15% aller frisch gebackenen Mütter. Sie unterscheidet sich nicht von der Major Depression, nur der Ausbruch ist anders. Genauso wie Traurigkeit und eine klinische Depression verwechselt werden können verwechseln viele Menschen eine Postpartum

DEPRESSION

Depression mit dem "Baby Blues"; erstere jedoch ist eine klinische, medizinische Erkrankung und letztere weit weniger schwer und von weit kürzerer Dauer.

Die Symptome einer Postpartum Depression entsprechen denen einer Major Depression und beinhalten extreme Traurigkeit, Erschöpfung und ein Verlust von Interessen an Dingen, die früher genossen wurden. Es ist nicht unüblich, dass die Betroffene auch das Interesse an Ihrem Neugeborenen verliert und kann bereuen, das Kind überhaupt bekommen zu haben. Diese Gefühle werden oft von intensiven Schuldgefühlen begleitet und es ist extrem wichtig, sich in diesem Fall Hilfe zu suchen. Während die Krankheit behandelbar ist, kann ein Unbehandelt lassen es unmöglich für Mutter und Kind machen, eine gesunde Bindung zu formen.

Jahreszeitlich bedingte Depression (SAD)

Genauso wie die Postpartum Depression ist die jahreszeitlich bedingte Depression keine eigene Störung und zeigt ebenfalls die typischen Symptome einer Major Depression. Es ist allerdings typisch für SAD Symptome gemeinsam mit dem Herbst einzusetzen und zu Beginn des Frühlings wieder zu verschwinden. Über die Wintermonate fühlt sich der Betroffene ohne Energie und schläft und isst oft zu viel. Wenn es an den Sommer geht sind Menschen mit SAD entweder symptomfrei oder die Symptome sind deutlich reduziert. Es wird vermutet, dass SAD mit einem Fehlen von natürlichem Sonnenlicht in den Wintermonaten zusammen hängt und während Lichttherapie eine effektive Behandlung für SAD darstellt erholen sich nur etwas die Hälfte der Betroffenen durch alleinige Lichttherapie.

Die tatsächliche Ursache für SAD ist bis heute unbekannt, doch viele Forscher glauben, dass verringertes Sonnenlicht die Ausschüttung von Serotonin, welches ein Wohlfühl-Neurotransmitter ist und Melatonin, welches ein Hormon ist, das eine wichtige Rolle in Stimmungs- und Schlafmustern spielt, verringern kann.

Bipolare Störung

Die bipolare Störung ist eine lebenslange Störung, die durch Episoden von extremen Hochs oder Manien und extremen Tiefs oder Depressionen gekennzeichnet ist. Manie ist eine Episode von unnatürlich guter Stimmung und Energie, die von Reizbarkeit, Impulsivität, schnellem Sprechen, Ablenkbarkeit und unrealistischen Einschätzungen der eigenen Fähigkeiten begleitet werde kann. Menschen, die eine manische Episode haben benehmen sich normalerweise, als könnte ihnen nichts und niemand etwas anhaben und ihnen die ganze Welt gehört.

Bipolare Störungen können in vier bestimmte Kategorien aufgeteilt werden:

- Bipolar 1 Störung
- Bipolar 11 Störung
- Bipolare Störung - nicht anderweitig festgelegt (BP-NOS)
- Zyklothome Störung

Bipolar 1 kann von Perioden von extremen Stimmungsschwankungen zwischen Depression und Manie gekennzeichnet sein. Betroffene von Bipolar 11 leiden unter Perioden von schwerer Depression und Episoden von Hypomanie oder milden Episoden von Manie. Menschen mit zyklothomer Störung haben kürzere, weniger schwere Ausbrüche der Depression, kombiniert mit manischen Momenten. Menschen mit BP-NOS leiden unter gleichzeitig manischen und depressiven Symptomen.

<u>Ursachen für Depressionen</u>

Forscher glauben, dass Depressionen von einer Kombination aus psychologischen, biologischen, genetischen und umweltbedingten Faktoren verursacht werden. Mehrere Studien zeigen, dass Depressionen starke genetische Elemente aufweisen. Es scheint eine Vielzahl von Risikofaktoren zu geben, unter anderem eine Vorgeschichte von Angst oder sexuellem Missbrauch, weibliches Geschlecht und schlechte körperliche Gesundheit, die ein höheres Risiko für Depressionen darstellen. Die Länge einer depressiven Episode scheint länger zu sein, wenn die Person schwere Symptome hat, wenig Unterstützung, an einer chronischen, körperlichen Erkrankung leidet und andere psychiatrische Störungen aufweist oder aufwies. Oft folgt eine Depression auf ein negatives Erlebnis wie den Tod einer geliebten Person, körperliche Erkrankungen u.ä.

DEPRESSION

Forschungen haben gezeigt, dass das depressive Gehirn sowohl in seiner Funktionsweise wie auch seiner Struktur anders aussieht und arbeitet als ein gesundes Gehirn. Der häufigste, strukturelle Unterschied eines depressiven Gehirns ist, dass der Hippocampus kleiner ist als durchschnittlich. Der Hippocampus ist der Bereich im Gehirn, der für viele Lern- und Gedächtnisfunktionen verantwortlich ist. Es wird vermutet, dass dieser Bereich als Ergebnis einer Depression schrumpft. Da der Hippocampus eine wichtige Rolle in der Erinnerung und dem Lernen spielt kann ein Schrumpfen dieses Bereichs kognitive Schwierigkeiten verursachen, wie fehlende Konzentration und das Vergessen von Dingen, was beides häufige Symptome von Depressionen sind.

Wie der Hippocampus so erscheinen auch der präfrontale Bereich sowie die limbischen Bereiche bei Menschen mit Depressionen kleiner. Das bedeutet, dass die Teile des Gehirns, die für das Erstellen und Verarbeiten von Emotionen verantwortlich sind, das limbische System und die Teile, die das Denken steuern, der präfrontale Kortex, nicht miteinander so agieren, wie sie sollten.

Unabhängig von den verschiedenen strukturellen und funktionale Unterschieden von gesunden und depressiven Gehirnen haben Studien gezeigt, dass Psychotherapie und Teilnahme an schönen Aktivitäten die oben genannten Bereiche vergrößern und so die Symptome von Depressionen lindern können.

<u>Wie Sie Ihre Depression beurteilen können</u>

Für diese Übung werden wir einen Beispielcharakter nutzen, den wir Anna nennen. Sie werden sehen, wie Anna eine Checkliste mit ihren Symptomen ausfüllt und sobald sie ihre Antworten gelesen haben, sind sie bereit Ihre eigene Checkliste auszufüllen.

Der Zweck einer Checkliste ist, dass Sie das Ausmaß Ihrer Depression einschätzen können und sehen können, wie schwer Ihre Symptome sind. Bitte behalten Sie allerdings im Hinterkopf, dass es sich nur um eine Selbsteinschätzung und nicht um eine Diagnose handelt. Nur ein qualifizierter Psychologe oder Arzt kann Ihnen eine Diagnose stellen, doch hier können Sie eine Ahnung davon bekommen, wie schwerwiegend Ihre Symptome sind.

NINA DARM

Um die Checkliste abzuarbeiten kreuzen Sie jedes Symptom an, das Sie glauben zu haben und in der Spalte daneben schreiben Sie auf einer Skala von 1-10 auf, wie schwerwiegend das Symptom ist; 1 ist sehr mild und 10 ist extrem schwerwiegend. Dann schreiben Sie auf, wie oft Sie das Symptom erleben, das kann täglich sein oder e mehrmals pro Woche. Sobald die Checkliste ausgefüllt ist addieren Sie die Zahlen in der Spalte für Schwere und schreiben das Ergebnis unter die Tabelle.

Bevor Sie anfangen lassen Sie uns einen Blick auf Annas Checkliste werfen.

Anna ist 45 Jahre alt, single und lebt alleine. Sie fühlt sich sozial isoliert und arbeitet als Sekretärin, glaubt aber, dass niemand sie mag. Anna hat Bauchschmerzen wenn sie an die Arbeit denkt; Sie hat ein geringes Selbstwertgefühl und glaubt, dass andere sehen können, wie kaputt sie ist. Anna ist übergewichtig, da sie den Großteil ihrer Freizeit vor dem Fernseher verbringt und Junk Food ist und zu viel schläft.

Kapitel 2 – Die Symptome von Depression erkennen und verstehen

Wenn Sie Ihre eigene Checkliste ausgefüllt haben dann überrascht es Sie vielleicht, dass Schlafprobleme, Reizbarkeit, schnelle Gewichtszunahme und Erinnerungsschwierigkeiten alle zu Symptomen von Depressionen zählen. Während Sie die verschiedenen Symptome von Depressionen gelesen haben ist Ihnen vielleicht aufgefallen, dass es vier Hauptgebiete gibt, in die die Symptome aufgeteilt werden können:

- Verhalten: Weinen und soziale Isolation

- Wahrnehmung: negative Gedanken und Konzentrationsschwierigkeiten

- Stimmung: Reizbarkeit und Traurigkeit

- Körperlich: zu wenige Schlaf, Erschöpfung, zu viel Essen

Veränderungen, die Sie in Ihrem Leben durchmachen können das Risiko für Depressionen erhöhen, wie eine Geburt, der Verlust eines Jobs, eine Scheidung usw. Es ist ein bekannter Fakt, dass die Symptome von Depressionen stark von Mensch zu Mensch variieren und dass es möglich ist, für eine Person verschiedene depressive Symptome in schwierigen Zeiten des Lebens zu empfinden. Daher ist es wichtig, dass Sie Ihre eigenen Symptome kennen. Es ist wichtig, dass Sie wissen, wann für Sie das Risiko besteht, dass Sie in eine depressive Episode fallen, zum Beispiel wenn Sie bemerken, dass Sie reizbar sind kann das ein erstes Zeichen für eine Depression sein. Daher ist eines der Schlüsselelemente, die Zeichen einer Depression zu erkennen; fangen wir allerdings erst einmal damit an, die Symptome bei anderen zu erkennen.

<u>Die Symptome von Depressionen erkennen</u>

Das Ziel der folgenden Übung ist es die verschiedenen Symptome von Depressionen zu lernen und erkennen zu lernen und wie Umweltfaktoren das Risiko für Depressionen steigern können. Um das einfacher zu machen, werden wir ein paar Charaktere kennen lernen, die unter verschiedenen depressiven Symptomen leiden. Während Sie lesen, wer die Charaktere sind können Sie kognitive, Stimmungs-, Verhaltens- und physikalische Symptome von Depressionen, die das jeweilige Individuum zeigt, erkennen. Denken Sie auch daran, ob es irgendwelche Umstände im Leben oder Umweltfaktoren gibt, die das Risiko für Depressionen bei diesen Menschen erhöht haben.

Cara

Ich bin eine 45 Jahre alte, allein lebende Frau. Ich habe keine engen Freunde und bin depressiv seit ich denken kann. Ich hasse es, zur Arbeit zu gehen, da mich dort niemand mag, mein Bauch tut weh bevor ich zur Arbeit gehe, ich habe immer wieder Kopfschmerzen und fühle mich immer schlecht. Egal was ich tue, nichts hebt meine Laune und das ist schon seit Jahren so.

Tom

Tom ist ein 22-jähriger Single, der die Schule geschmissen hat, nachdem ein Lehrer ihm eine 6 auf einen Aufsatz gegeben hat und er ihn nicht wiederholen durfte. Tom hat sich nie sehr um die Schule geschert und lebt im Augenblick bei seinen Eltern, die ihn ständig kritisieren. Sie mögen es nicht, das Tom Gras raucht, trinkt, viel Computer spielt und Fernsehen schaut. Tom geht nicht gerne nach draußen und hasst Menschen. Mit Menschen interagieren zu müssen, die er nie wieder sieht ist eine richtige Bürde für ihn. Während Tom sich um seine Zukunft sorgt kann er sich nicht dazu bringen, ernsthaft darüber nachzudenken.

Schauen Sie sich die kognitiven, Stimmungs-, Verhaltens- und physikalischen Symptome an, die Tom und Cara zeigen. Sobald Sie die Symptome der beiden Charaktere erkannt haben sind Sie bereit, sich Ihre eigenen Symptome anzuschauen.

Nutzen Sie die Checkliste, die wir für Anna in Kapitel 1 erstellt haben für sich. Denken Sie an alle Symptome, die Sie empfinden und schreiben alle Verhaltenstendenzen, die Sie als problematisch einstufen, auf. Wenn Sie an Ihr Verhalten denken, schätzen Sie ein ob Sie sich isolieren oder viel weinen. Essen Sie zu viel? Trinken zu viel? Verletzen sich selbst?

Wenn Sie sich die kognitiven Anzeichen anschauen wollen Sie Dinge wie Vergesslichkeit, Konzentrationsschwierigkeiten, verzerrte und negative Ge-

DEPRESSION

danken, usw. in Betracht ziehen. Wenn Sie Ihre Stimmung betrachten denken Sie an Traurigkeit, Reizbarkeit, Wut, Angst, Depression, Sorge und Furcht. Empfinden Sie diese Emotionen oft? Physische Zeichen können Bauchschmerzen, Kopfschmerzen, Erschöpfung und allgemeines Unwohlsein sein. Schlafen Sie zu viel oder haben Ein- oder Durchschlafschwierigkeiten?

Hat sich kürzlich etwas in Ihrem Umfeld oder Ihren Lebensumständen geändert? Selbst positive Dinge wie eine Heirat oder der Umzug in ein neues Haus können Druck ausüben. Vielleicht sind Sie in Rente, sind gerade eine neue Beziehung eingegangen, haben einen neuen Job oder jemanden verloren, schreiben Sie einfach alles auf.

Ich hoffe, dass Sie durch diese Übung in der Lage sein werden, die Symptome Ihrer Depression zu erkennen. Sie sollten außerdem sehen, welche Bereiche Ihres Lebens von der Depression betroffen sind.

Kapitel 3 – Ziele setzen und aktiv werden

In diesem Kapitel werden wir uns auf viele Dinge, die zu Ihrer Depression beitragen, konzentrieren. Wir werden das in wissenschaftlich geprüfter Reihenfolge tun, die am nützlichsten ist, um depressiven Menschen zu helfen.

Wie man Ziele setzt

Natürlich will niemand unter Depressionen leiden, und das Bedürfnis glücklich zu sein ist stark bei jedem Menschen. Glücklich zu sein ist allerdings ein vages Ziel, denn wie kann man wissen, ob man in die richtige Richtung geht? Die Bedeutung von Glück ist von Mensch zu Mensch und vom Zeit zu Zeit anders. Wenn Sie sich das Ziel setzen, glücklich zu sein, bedeutet das, dass Sie sich auf die ferne Zukunft konzentrieren und nicht auf die nahe.

Vernünftige und realistische Ziele setzen

Es ist hart für jemand anderes als Sie selbst Ihnen Ziele zu setzen. Sie sollten sich Ihre eigenen Ziele setzen und sie sollten anspruchsvoll aber nicht unmöglich sein. Viele depressive Menschen sehen sich selbst als hilflos und haben das Gefühl, zu nichts fähig zu sein, nicht mal den grundlegenden Dingen.

Im Augenblick erwischen Sie sich vielleicht dabei, wie Sie denken, "Ich bin zu depressiv um über Ziele nachzudenken". Wenn Sie sich jetzt ertappt fühlen ignorieren Sie die innere Stimme und setzten sich ein Ziel. Greifen Sie nicht nach den Sternen aber wählen Sie auch nichts zu triviales. Die Idee ist es nicht, Ihr erstes Ziel innerhalb von Minuten zu erreichen oder es so schwer zu machen, dass Sie nach ein paar Tagen aufgeben.

Sich das Ziel zu setzen, innerhalb der nächsten Woche die Depression loszuwerden ist unrealistisch, das Ziel zu setzen, eine Stunde pro Tag an Ihrer Depressionscheckliste zu arbeiten ist weit besser.

Messbare Ziele

Nur Ziele zu haben bedeutet nicht viel; Sie müssen auch einen Plan haben, wie Sie sie erreichen können. Während Sie das tun brechen Sie größere Ziele in kleine Schritte auf, dadurch wird der ganze Prozess einfacher.

Zum Beispiel mag es nach viel Arbeit aussehen, einen Job zu finden. Doch wenn Sie entscheiden, die Aufgabe in kleine Happen aufzuteilen, scheint es gleich machbarer. Sie könnten Montag damit verbringen, nach offenen Stellen, die zu Ihren Qualifikationen passen, zu suchen. Dienstag peppen Sie Ihren Lebenslauf auf, damit er die anspricht, die in den offenen Positionen einstellen. Sie können so weiter machen und Ihr großes Ziel wird plötzlich einfacher zu erreichen, ohne sich groß zu verändern.

Neue Aktivitäten

Anstatt sich auf Dinge zu fokussieren, die Sie schon seit Jahren machen, probieren Sie etwas neues. Behalten Sie im Kopf, dass selbst wenn Sie die gewählte Aktivität schon vor Jahren einmal gemacht haben, Sie sie jetzt möglicherweise anders angehen müssen. Wenn Sie zum Beispiel früher viel im Fitnessstudio, etwa eine Stunde pro Tag waren, kann es jetzt sein, dass jetzt selbst fünfzehn Minuten zu viel sind. Mit dem langsamen Verschwinden Ihrer Depression und dem Aufblühen Ihres Selbstvertrauens können Sie Ihre Anforderungen langsam anheben. Mit der Zeit können Sie dann wieder eine Stunde oder sogar länger zum Sport gehen.

Belohnen Sie sich selbst für Ihre Bemühungen

Es ist wichtig, sich selbst zu Anstrengungen zu gratulieren und nicht anzufangen, frühere und aktuelle Fähigkeiten zu vergleichen. Verpassen Sie nie eine Gelegenheit sich selbst positives Feedback zu geben. Während Ihre Freunde und Ihre Familie vielleicht nicht verstehen, wie schwer es für Sie ist, aus dem Bett zu kommen, tun Sie das schon und müssen sich dessen bewusst sein. Es steckt echte Macht in positiver Selbstbestätigung, nehmen Sie das nicht auf die leichte Schulter, auch wenn Sie sich albern vorkommen.

Keine Ziele, die von anderen abhängen

Sie sollten sich nie Ziele setzen, die von anderen abhängen. Sagen wir, dass Sie gerne im Einkaufszentrum bummeln gehen, während es toll ist, dass Sie zu diesem Hobby zurück kehren wollen, sollten Sie dieses Ziel überdenken, falls es bedeutet, dass jemand Sie einmal pro Woche fahren muss. Formulieren Sie das Ziel um anstatt sich auf andere zu verlassen, gehen Sie zum

DEPRESSION

Beispiel zu einem Café in der Nähe und beobachten die Menschen.

<u>Werten Sie Ihren Fortschritt aus</u>

Sobald Sie sich einmal ein Ziel gesetzt haben verfolgen Sie Ihren täglichen Fortschritt. Ihr Erfolg sollte ein Ergebnis Ihrer eigenen Handlungen sein.

Wir werden zwei verschiedene Vorlagen nutzen, eine um Ihre Woche zu planen, die andere um herauszufinden, ob Sie Ihren Plänen gefolgt sind. Wenn Sie es nicht schaffen, Ihre Pläne umzusetzen dann können Sie versuchen, herauszufinden, woran das liegt und wie Sie das in Zukunft verbessern können.

<u>Belohnen Sie</u>

Wenn Sie alles tun, was Sie sich vorgenommen haben dann belohnen Sie sich selbst. Die Belohnung muss nicht groß sein; kaufen Sie sich eine Zeitschrift oder nehmen sich Zeit, Ihren Lieblingsfilm zu schauen.

<u>Kurz- und Langzeitziele</u>

Um es Ihnen möglich zu machen, Ihre Depression loszuwerden müssen Sie sich Kurzzeit- und Langzeitziele suchen. Beide Typen sind wichtig. Um Ihnen Perspektive zu geben sollte Ihr Kurzzeitziel Sie zum nächsten Tag, vielleicht sogar bis zum Ende der Woche bringen. Es sollten unmittelbare Dinge sein, die wenig Zeit und Aufwand beanspruchen. Langzeitziele benötigen mehr Engagement und Zeit und sollten zwischen 3 Monaten und mehr in der Zukunft liegen.

Damit im Hinterkopf sollten Sie sich Ihre Kurzzeitziele anschauen, und sich fragen, ob sie Sie zu Ihren Langzeitzielen führen. Wenn Ihr Langzeitziel zum Beispiel ist jede Nacht 8 Stunden durchzuschlafen dann überlegen Sie sich, ob die Malstunden, für die Sie sich entschieden haben, zu diesem Ziel beitragen. Ergänzen Ihre Kurzzeitziele Ihre Langzeitziele? Sie sollten sich Ihrer Handlungen jederzeit bewusst sein.

<u>Lassen Sie uns aktiv werden</u>

Bevor Sie anfangen, sich Ziele zu setzen müssen Sie sich Ihrer ersten Angriffsstelle bewusst werden, die das Aktivwerden ist. Wenn Sie so sind, wie der Großteil der depressiven Menschen dann ist das letzte was Sie tun wollen, etwas zu tun. Sie würden es bevorzugen, zuhause herum zu laufen, zu schlafen und fern zu sehen, sich auf nichts festzulegen. Denken Sie an das letzte Mal, das Sie den ganzen Tag im Bett oder auf der Couch verbracht haben, wie haben Sie sich am Ende des Tages gefühlt? Es ist wahrscheinlich, dass Sie sich am Abend schlechter gefühlt haben und sich Ihre Stimmung im Laufe des Tages nicht verändert hat.

Während Sie Nichts tun wollen scheint es, als sei aktiv sein Ihr größter Feind. Doch es gibt keinen Weg daran vorbei, Sie müssen aufstehen und etwas tun. Wenn Sie warten, bis Sie sich danach fühlen, etwas zu tun, dann können Sie lange warten; daher müssen Sie sich zwingen.

Sie werden sich vielleicht fragen, warum es so wichtig ist, aktiv zu werden; der Grund ist ganz simpel. Egal, welche Aktivität Sie gewählt haben, aktiv werden verbessert Ihre Laune, selbst wenn es nicht sofort all Ihre Probleme löst lenkt es Sie zumindest für den Moment von Ihren Sorgen ab. Sie glauben mir wahrscheinlich nicht und denken Dinge wie, "Ich will aber nichts machen" oder "Ich glaube nicht, dass ich mich besser fühlen werden."

<u>Angenehme Aktivitäten</u>

Um herauszufinden, welche Aktivitäten Ihnen Spaß machen oder Spaß gemacht haben, erstellen Sie eine Liste mit allem, was Sie gerne gemacht haben, bevor Sie depressiv geworden sind. Diese Aktivitäten könnten folgende sein:

- Körperliche Betätigung: Schwimmen, Laufen, Tanzen, etc.
- Geistige Aktivitäten: in die Kirche gehen, zum Betkreis, etc.
- Soziale Aktivitäten: einen Film mit einem Freund schauen
- Etwas lernen: einen Kurs besuchen
- Berufliche Aktivitäten: sich für einen Job bewerben, zu einem Meeting gehen, etc.
- Alltägliche Aktivitäten: Kochen, die Wäsche machen, etc.
- Medizinische Aktivitäten: zum Arzt gehen, ein Medikament aus der Apotheke holen, etc.

DEPRESSION

Konzentrieren Sie sich auf Ihre früheren Lieblingsbeschäftigungen, besonders solche, bei denen Sie aus dem Haus kommen und mit anderen Menschen interagieren. Nicht all diese Aktivitäten müssen sozialer Natur sein und wenn Sie schwer depressiv sind kann es schon genug sein, ein Bad zu nehmen.

Während bestimmte Aktivitäten dafür sorgen, dass Sie sich besser fühlen, kann es sein, dass sie trotzdem nicht gut für Sie sind. Nach einem Schokoriegel zu greifen gibt Ihnen vielleicht für einen Moment ein gutes Gefühl; später könnten Sie sich aber deswegen schlecht fühlen.

Ausführen und Planen der Aktivitäten

Aktiv zu bleiben ist essenziell, wenn Sie sich von Ihrer Depression befreien wollen. Das Ziel ist es jetzt, dass Sie für jeden Tag etwas geplant haben.

Fangen Sie damit an, sich die nächste Woche im Detail anzuschauen. Teilen Sie die Tage in Stundenblöcke und schreiben für jeden Block eine Aktivität auf, die Sie tun wollen. Versuchen Sie verschiedene Aktivitäten zu verschiedenen Tageszeiten einzuplanen und für die besten Ergebnisse achten Sie darauf, unterschiedliche Dinge zu planen und nutzen die unten stehende Vorlage, um ihre nächste Woche zu planen:

Zeit	Montag	Dienstag	Mittwoch
6–7 Uhr			
7-8 Uhr			
8-9 Uhr			
9-10 Uhr	Frühstück	Spazierengehen	Frühstück
10-11 Uhr	Bücherei	Frühstück	
11-12 Uhr	Bücherei	Putzen	Bücherei
12-13 Uhr	Lebenslauf	Putzen	Bücherei
13-14 Uhr	Mittagessen	Putzen	Mittagessen
14-15 Uhr	Lebenslauf	Mittagessen	Zur Schule fahren
15-16 Uhr	Lebenslauf		Zeitungsinserat

16-17 Uhr	Abendessen machen	Lesen	Zeitungsinserat
17-18 Uhr	Abendessen	Abendessen	Nach Hause fahren?
18-19 Uhr	Neue Musik	Alte Musik	Abendessen
19-20 Uhr	Meditieren	Meditieren	Meditieren
20-21 Uhr	Lesen		TV
21-22 Uhr	Lesen	TV	TV
22-23 Uhr		TV	Lesen
23-24 Uhr	Beten	Beten	Beten
24-1 Uhr			

Aktivitäten- und Stimmungstagebuch

Nutzen Sie den Plan, den wir oben erstellt haben und verfolgen jetzt Ihre Stimmung auf einer Skala von 1-10 für jeden der Stundenblöcke. Sobald die geplante Woche vorbei ist schauen Sie sich an, wie viel von Ihrem Plan Sie geschafft haben.

Sich selbst in die Depression denken

Die kognitive Verhaltenstherapie basiert stark auf der Annahme, dass unsere Gedanken unsere Stimmung, Handlungen und selbst unser körperliches Empfinden beeinflussen. Depressive Menschen haben oft verzerrte, negative Gedanken gegen sich selbst, andere und die Welt um sie herum. Wenn ich ab jetzt das Wort "Gedanke" verwende beziehe ich mich auf die Dinge, die wir uns selbst in unserem Kopf sagen. Einige dieser Gedanken sind hilfreich und sorgen dafür, dass wir uns besser fühlen. Diese Gedanken sind hoffnungsvoll und glauben an Wandel, eine nicht depressive Person könnte zum Beispiel denken:

"Ich bin nicht dumm; ich habe für den Test nicht gelernt, nächstes Mal werde ich lernen um eine gute Note zu bekommen."

DEPRESSION

Leider können uns solche Gedanken auch depressiv machen. Diese Gedanken sind wertend und unflexibel. Sie denken vielleicht:

"Ich werde imm fett bleiben" oder "ich werde nie wieder glücklich sein."

Depression verfärbt die Art und Weise, wie wir die Welt sehen und kann dazu führen, dass eine depressive Person die genau gleiche Situation, in der sich eine nicht depressive Person befindet, ganz anders sieht und daher auch anders reagiert. Susan zum Beispiel wurde zum Gespräch mit ihrem Supervisor gebeten, sie ist depressiv und unsicher und versucht, den Kontakt mit anderen zu meiden; Was denken Sie, was Ihr durch den Kopf geht, als sie die Einladung erhält? Es ist wahrscheinlich, dass Sie etwas negatives Erwartet und folgendermaßen reagiert:

"Ich muss irgendwas richtig versaut haben, sie wird mich rausschmeißen, wie soll ich dann meine Miete bezahlen? Ich werde nie einen anderen Job finden, das kann ich nicht aushalten, ich will nach Hause gehen!"

Währenddessen hat Jim, Susans Kollege, genau die gleiche Einladen erhalten, allerdings ist Jim nicht depressiv und hat ein hohes Selbstbewusstsein. Jim könnte so reagieren:

"Endlich, ich habe mit die letzten drei Monate den Hintern abgearbeitet, das war nicht so toll, aber es wurde bemerkt, warum sonst sollte ich diese Einladung bekommen, ich werde bestimmt befördert."

Hier haben wir zwei Menschen, die die gegenteilige Reaktion auf die selbe Situation zeigen. Beides sind Beispiele von automatischen Gedanken. Manchmal werden sie als negative Gedanken bezeichnet, aber nicht alle automatischen Gedanken sind negativ. Jeder hat Gedanken, die ihm einfach in den Kopf kommen, ohne dass man davon richtig Notiz nimmt. Es ist sehr wichtig zu lernen, diese automatischen Gedanken im eigenen Denken zu erkennen. Das ist eine Herausforderung, da man sich diesen Gedanken nicht immer bewusst ist. Stellen Sie sich Ihre Gedanken wie ein Radio vor, das ständig im Hintergrund läuft; Sie können sich so auf etwas anderes konzentrieren, dass Sie das Radio komplett ausblenden. Wie auch das Radio in unserem Beispiel beeinflussen Sie Ihre Gedanken auf wenn Sie sie nicht wahrnehmen, daher ist es wichtig, dass Sie sich die Zeit nehmen diese automatischen Gedanken erkennen zu lernen und zu verstehen, wie sie Ihre Stimmung beeinflussen.

Kapitel 4 – Negative Gedanken bekämpfen und durch realistische ersetzen

Jetzt, da Sie negative, automatische Gedanken verstehen und erkennen können ist der nächste Schritt, diese Gedanken zu bekämpfen. Sie können das tun indem Sie sie entweder hinterfragen oder stoppen.

Negative Gedanken stoppen

Es gibt mehrere Wege, die Sie gehen können, um negative Gedanken zu bekämpfen; die folgenden sind nur ein paar, die Sie ausprobieren können:

Gedanken stoppen

Wenn Sie einen negativen Gedanken haben ist das letzte, was Sie tun wollen, sich hinein zu steigern. Sie wissen, dass das nur dazu führen wird, dass Sie sich noch schlechter fühlen. Sie müssen diese negativen Gedanken so schnell Sie können aufhalten. Sie können verschiedene Wege ausprobieren, das zu tun, doch viele Menschen empfinden es als sehr effektiv, die Gedanken im Kopf anzubrüllen, dass sofort aufhören sollen. Andere finden es sehr hilfreich, sich ein knallrotes Stoppzeichen vorzustellen.

Alternativ können Sie auch ein Gummiband ums Handgelenk tragen. Jedes Mal, wenn Sie einen ungewollten Gedanken haben, dehnen Sie das Gummiband und lassen es gegen Ihren Arm schnappen, was für einen kurzen, scharfen Schmerz sorgt; irgendwann werden Sie die negativen Gedanken mit physischem Schmerz assoziieren, den Sie instinktiv vermeiden werden wollen.

Humor

Humor ist ein tolles Heilmittel gegen negative Gedanken. Wenn Sie zum Beispiel denken, dass niemand mit Ihnen ausgehen will, stellen Sie sich vor, wie die Leute so schnell wie Ihre Beine Sie tragen vor Ihnen davon laufen. Indem Sie diese lustigen Bilder basierend auf Ihren negativen Gedanken erstellen werden Sie schnell feststellen, dass Sie nicht so hässlich oder dumm sind wie Sie sich selbst die ganze Zeit weiß gemacht haben.

Zeit, sich Sorgen zu machen

Wenn Sie voller Sorgen sind, die für Ihre negativen Gedanken verantwortlich sind, dann nehmen Sie sich eine feste Zeit, die Sie nur mit sich Sorgen machen verbringen. Das sollte nicht länger sein als 20 Minuten und Sie sollten sicher sein, dass Sie diese Zeit nicht direkt vor dem zu Bett gehen einplanen, da das das Einschlafen erschweren kann. Wenn Sie bemerken, dass Sie außerhalb Ihrer Sorgenzeit negative Gedanken haben nutzen Sie die Technik des Gedankenstoppens. Erinnern Sie sich selbst daran, dass Sie eine feste Zeit haben, in der Sie sich nur Sorgen machen können und diese Gedanken anderswo nichts verloren haben.

Negative Gedanken herausfordern

Neben dem Aufhalten Ihrer Gedanken können Sie sie auch herausfordern. Beweisen Sie sich selbst, dass sie falsch sind und sie kommen nicht zurück. Um zu lernen, wie Sie diese Technik anwenden können wollen wir uns Gary und seine negativen Gedanken anschauen:

Gary hat eine wichtige Präsentation vor seinem Manager in der Arbeit gehalten. Sobald er damit fertig war hat das Team Gary einige Fragen gestellt. Gary hatte das Gefühl, dass Sie sein Angebot ablehnen würden. Am Ende entschieden sie, dass es besser sei, seine Ideen vorerst bei Seite zu legen, doch baten Ihnen, sie nicht weg zu werfen. Gary dachte sofort, "Ich bin ein Versager, ich sollte meinen Job aufgeben, ich werde sowieso nie Erfolg haben." Doch anstatt diese Gedanken zu akzeptieren forderte er sie heraus. Er nahm ein Stück Papier und schrieb den ersten negativen Gedanken, "Ich bin ein Versager," auf. Gary teilte dann die Seite in der Mitte auf und schrieb auf eine Seite alles, was seinen Gedanken unterstützte, während er alles ausließ, was Platz für Interpretation lassen könnte und subjektiv war. Als ihm nichts mehr einfiel schrieb er auf der anderen Seite des Blattes alle Dinge auf, die seinen negativen Gedanken als falsch bewiesen.

Im Folgenden finden Sie Garys vollständige Liste:

DEPRESSION

Ich bin ein Versager!

<u>Fordern Sie Ihre negativen Gedanken heraus</u>

Sie können herausfinden, ob ein negativer Gedanke, den Sie hatten der Wahrheit entspricht oder nicht, indem Sie einen bestimmten Gedanken, den Sie kürzlich hatten und der Ihre Stimmung beeinflusst hat, auswählen. Genauso wie Gary es gemacht hat schreiben Sie ihn oben auf die Seite und teilen dann die Seite in zwei Seiten auf; eine für, eine gegen Ihren Gedanken. Es mag Ihnen leicht erscheinen, Beweise für Ihren Gedanken zu finden; das ist ganz normal für Menschen, die unter Depressionen leiden, und ein Zeichen dafür, dass Sie noch von dem Gedanken eingenommen sind. Es kann sein, dass es eine Weile dauert, bis Sie Beweise gegen Ihren Gedanken finden, aber das wird mit der Zeit einfacher. Wenn es Ihnen sehr schwer fällt können Sie auch einen Freund oder geliebten Menschen um Hilfe bitten, Beweise gegen Ihren Gedanken zu finden.

Sobald Sie mit dieser Übung fertig sind schauen Sie sich alle Beweise an, die Sie zusammen getragen haben. Wie akkurat denken Sie ist Ihr Gedanke? Wenn Sie nur ein paar Dinge zusammengetragen haben, die Ihren Gedanken widerlegen beweist das schon, dass der Gedanke einfach das Ergebnis einer verzerrten Denkweise ist.

<u>Ersetzen Sie die Gedanken mit realistischen</u>

Inzwischen sollten Sie in der Lage sein, Ihre negativen Gedanken zu erkennen. Mit mehr Übung bin ich sicher, werden Sie sie herausfordern können und Ihnen wird auffallen, dass Ihre negativen Gedanken meist nicht Ihrer Prüfung standhalten. Jetzt soll sich Ihr Fokus darauf verschieben, die negativen Gedanken mit solchen zu ersetzen, die die Realität wiedergeben.

Alle Menschen haben verzerrte automatische Gedanken, und dadurch, dass Sie an Ihren automatischen Gedanken arbeiten, sollten Ihnen ein paar aufgefallen sein, die immer wieder kommen.

Lassen Sie uns ein weiteres Beispiel betrachten; sagen wir Sie sind ein großer Golffan und wollen den Tag mit Freunden auf dem Golfplatz verbringen. Sobald Sie Abschlagen geht der Schlag total daneben und der Ball fliegt in die Pampa. Sofort kommt der Gedanke, "Ich bin der schlechteste Golfer den es je gegeben hat!" Ok, Sie haben den ersten Abschlag verbockt, aber glauben Sie mir, Sie sind nicht der erste Golfer, der so anfängt und sicher nicht der letzte. Sie hätten den Ball komplett verpassen können und dabei auch noch Ihren Schläger kaputt machen können. Sehen Sie? Das wäre viel schlimmer gewesen.

Das Golfbeispiel zeigt, wie Sie einen negativen Gedanken mit einem weniger negativen ersetzen können. Natürlich werden Sie keinen professionellen Golfer schlagen, nachdem Sie den ersten Abschlag verpasst haben. Das wäre genauso unrealistisch wie Ihr erster automatischer Gedanke.

Stattdessen müssen Sie nach dem realistischen Mittelfeld suchen, eine gesunde Version dieses Gedanken wäre, "Das war echt furchtbar, naja, das war der erste Schlag des Tages. Ich habe genug Zeit, mich zu verbessern; es ist ja nicht so, dass ich mit Profis spiele."

Sie werden finden, dass es einfach ist, einiger Ihrer Gedanken bei Seite zu schieben, weil sie so unrealistisch sind, dass es schwer ist, sie ernst zu nehmen, wenn Sie etwas mehr Zeit damit verbringen. Diese Gedanken mit konstruktiveren zu ersetzen ist nicht schwer, es gibt allerdings Gedanken, bei denen das schwerer ist und eine Weile dauert, bis Sie sehen, dass sie falsch sind.

Wenn Ihre negativen Gedanken so tief verwurzelt sind, dass Sie sie als bahre Münze nehmen ist es oft hilfreich, sich ein paar der häufigen Fehler, die wir in unserem Denken machen, anzuschauen.

Typische verzerrte Gedanken

Menschen neigen dazu, Fehler in Ihren Gedanken zu machen, ohne sie zu bemerken. Ein häufiger Fehler ist, dass unsere Gedanken die Welt um uns herum nicht akkurat reflektieren. Lesen Sie unten stehende Liste und versuchen an Dinge zu denken, die Sie sich selbst regelmäßig sagen. Machen Sie diese Fehler in Ihren Gedanken?

Verallgemeinern

Verallgemeinern tritt auf, wenn Sie sich selbst ein Etikett verpassen, anstatt zu bemerken, dass das Subjekt Ihrer Gedanken nur ein einzelnes Vorkommnis war und nicht reflektiert, wer Sie tatsächlich sind. Ein Beispiel dafür ist, wenn Sie sich sagen, dass Sie dumm sind, weil Sie einen Test nicht bestanden haben. Während das natürlich nicht schön ist, bedeutet es nicht, dass Sie dumm sind.

Gedankenlesen

Gedankenlesen ist, wenn Sie sich selbst erzählen, was andere Menschen denken, wenn es keine Möglichkeit gibt, dass Sie die tatsächlichen Inhalte ihrer Gedanken kennen können. Zum Beispiel, "Niemand mag mich," wenn Sie niemanden gefragt haben, bedeutet, dass Sie einfach davon ausgehen, zu wissen, was die Leute denken.

Wahrsagen

Wahrsagen passiert, wenn Sie sich selbst erzählen, dass Ihre Ängste in der Zukunft wahr werden werden oder einer Tatsache entsprechen. Sie sagen sich selbst zum Beispiel, "Ich werde nie jemanden finden, der mich liebt." Sie können das nicht wissen, aber Sie überzeugen sich selbst, dass es stimmt.

Schwarzmalen

Sie malen schwarz, wenn Sie denken, dass bestimmte Dinge Ihre gesamte Zukunft ruinieren werden. Denken Sie an Aussagen wie, "Wenn er mich verlässt muss ich sterben." Jemanden zu verlieren, den Sie lieben ist nie leicht, aber die Zeit heilt alle Wunden, Sie werden sich um sich selbst kümmern und alles wird gut werden.

Schwarz-Weiß-Denken

Wenn Sie die Welt in Schwarz und Weiß sehen dann sehen Sie andere als gut oder schlecht, hässlich oder schön, usw. Für Sie gibt es kein Mittelmaß und alles besteht aus extremen Gegenteilen. Ein häufiger Gedanke hier wäre, das ein Freund entweder "für oder gegen Sie ist."

Ultimaten

Stellen Sie fest, dass Sie die Angewohnheit haben, sich selbst zu sagen, "Nie mag mich jemand" oder "ich werde immer fett sein."? Diese Gedanken sind Absolute.

Gedanken mit Fakten verwechseln

Wenn Sie sich entscheiden, den Schwanz Ihres Hundes jetzt Bein zu nennen, wie viele Beine hätte Ihr Hund dann? Immer noch 4, da ein Schwanz ein Schwanz bleibt, auch wenn Sie ihn Bein nennen. Das Konzept verändert nicht die Anatomie eines Hundes, schauen Sie sich ihre Gedanken an. Verlassen Sie sich auf Fakten, nicht Optionen oder Gedanken, die Sie basierend auf etwas geschlossen haben.

Minimieren

Wann auch immer Sie vor einer positiven Tatsache stehen, akzeptieren Sie sie, nur um sie dann runter zu spielen? Zum Beispiel, "Ok, ich habe die Beförderung bekommen, aber das war sicher nur, weil sie niemand anderes finden konnten."

Behalten Sie all diese Beispiele im Kopf, wenn Sie das nächste mal negative Gedanken analysieren. Es ist typisch für Menschen, immer wieder die gleichen Fehler in ihrem Denken zu machen. Vielleicht können Sie bereits die Fehler erkennen, die Sie typischerweise machen. In der Lage zu sein, das zu tun bedeutet, dass es für Sie um einiges leichter sein wird, Ihre Gedanken zu ändern.

Jetzt, da Sie all das nötige Wissen haben, negative Gedanken zu erkennen müssen Sie lernen, sie herauszufordern und an ihnen zu arbeiten. Sie müssen sich der Tatsache stellen, dass negative Gedanken nicht einfach nur Dinge sind, die grundlos in Ihrem Kopf auftauchen. Sie sind Reflexionen, von Annahmen, die tief in Ihnen verwurzelt sind. Typischerweise sind Sie sich diesen Annahmen nicht bewusst.

Diese Annahmen werden meist während der Kindheit geformt und reflektieren die unreife Interpretation eines Events von einem Kind. Wenn zum Beispiel ein männlicher Arzt eine schmerzhafte aber notwendige Untersuchung an einem 3-jährigen Kind vorgenommen hat kann das Ergebnis sein, dass das Kind männliche Ärzte als absolut zu meidende Personen ansieht. Mit der Zeit können sich diese Gedanken verzerren und zu "Männer wollen dir wehtun!" werden.

DEPRESSION

Während das Kind den ursprünglichen Gedanken vergessen hat wird er weiterhin seinen Gedankenprozess beeinflussen. Diese Arten von Annahmen werden oft unflexibel, wenn Sie in einer Zeit entwickelt wurden, die schwierig war, oder in jungen Jahren. Es ist auch möglich, diese Annahmen von anderen zu lernen, vielleicht hat Ihre Mutter Ihnen oft gesagt, "Gib immer dein Bestes!", und war nie mit Ihren Noten, Hobbies, Freunden und allem anderen, was Sie als Kind gemacht haben, zufrieden. Als Ergebnis haben Sie die Annahme entwickelt, perfekt sein zu müssen. Über die Jahre haben Sie angefangen, sich nach Ihren Erfolgen zu bewerten. Es ist unmöglich perfekt zu sein, dies blieb trotzdem Ihr Ziel. Das resultiert darin, dass Sie nie in der Lage sind, Ihr Ziel zu erreichen und nie das Gefühl haben, gut genug in etwas zu sein.

Wenn ein depressiver Mensch diese Annahmen für eine lange Zeit herumträgt werden sie leicht so stark, dass es schwer ist, sie von der Persönlichkeit des Betroffenen zu trennen. Wenn das passiert ist es eine echte Herausforderung, diese Annahmen anzugreifen.

Ein Beispiel dafür wäre folgendes:

Eine depressive Person sucht einen Therapeuten auf, der solche zugrunde liegenden Annahmen ausmacht. Diese anzugreifen verlangt viel Arbeit von Ihnen, doch die Belohnung am Ende des Prozesses ist riesig. Sobald Sie verstehen, was Ihre Kernannahmen sind, und woher sie kommen können Sie Ihre automatischen Gedanken weit leichter ändern und in Zukunft depressive Gefühle vermeiden.

<u>Vergangene & Kernannahmen</u>

Ein Weg, Ihre Kernannahmen zu untersuchen ist sich Ihre persönliche Geschichte anzusehen. Bevor wir damit anfangen schauen wir uns an, was Gary über sein Leben zu sagen hat. Während Sie das Lesen, denken Sie an die Annahmen, die er über sich selbst und die Welt um Ihn haben könnte.

Mein Name ist Gary und ich bin der jüngere von zwei Brüdern. Mein Bruder Tim und ich sind 2 Jahre auseinander und er war immer der Liebling. Nicht so gut wie Tim zu sein war immer Realität für mich, seit ich denken kann, und das hat mein Leben stark beeinflusst. Ich stamme aus einer Mittelklassefamilie, mein Vater war ein erfolgreicher Werbefachmann und meine Mutter war Hausfrau. Mein Vater mochte Tim mehr als mich, da er immer bei allem besser war. Tim hatte dieses Talent, in allen Sportarten gut zu sein. Ich war nie gut im Sport, und es gab vieles, was ich als Junge gerne gemacht hätte, aber Sport war in meiner Familie sehr wichtig. Später in der Schule wurde ich in ein paar Teams aufgenommen, aber ich glaube, das lag nur daran, weil mein Vater die Trainer unter Druck gesetzt hat. Ich hasste es und selbst wenn ich spielte glaubten meine Teamkollegen nicht an mich, was ich ihnen nicht verübeln konnte und wir waren nie Freunde. Tim war außerdem intelligenter als ich, etwas, das mein Vater nie vergaß zu erwähnen und meine Schulzeugnisse waren eine ständige Erinnerung, wie schlecht ich in allem war.

Schließlich wurde Tim dank seiner Noten und sportlichen Begeisterung in vielen Universitäten angenommen. Ich wollte nicht auf die Uni gehen, da ich Autos toll fand und wollte Mechaniker werden mit der Aussicht, irgendwann meine eigene Werkstatt aufzumachen. Mein Vater extrem gegen die Idee, auch wenn meine Mutter sie gut fand. Meine Mutter stand für mich auf und sagte mir, wie toll es sei, dass ich meinen Träumen folgte. Ich erinnere mich an die Streitereien, die mein Vater und sie wegen dem Thema hatten. Irgendwann gab ich auf, da es die Schmerzen, die ich meiner Mutter bereitete nicht wert war. Mein Vater und Tim arbeiteten an meiner Bewerbung und ein Freund meines Vaters besorgte mir ein paar Antworten für die Prüfung. Ich schaffte es so auf eine gute Uni und auf meiner Abschlussfeier betrank sich mein Vater und verkündete vor allen, wie viel besser Tim alles gemacht hatte.

Ich schaffte es gerade so durch die Uni, ich war nicht intelligent genug (schwer zu glauben, da ich ja schon betrogen hatte um überhaupt aufgenommen zu werden!). Mein Vater organisierte mir einen Job in der Firma, für die er arbeitete und seit dem bin ich dort und habe keinen Zweifel daran, dass ich meinem Vater ständig Schande bereite.

Basierend auf Garys Geschichte beantworten Sie jetzt die folgenden Fragen:

1. Wie denken Sie sieht Gary sich selbst?
2. Was denkt Gary vom Leben?
3. Was denken Sie, denkt Gary über andere Menschen?

DEPRESSION

Jetzt ist es an der Zeit, sich anzusehen, wie Ihre Vergangenheit Ihre Kernannahmen geformt hat. Nehmen Sie sich die Zeit, eine Zusammenfassung Ihres Lebens aufzuschreiben, denken Sie nicht zu lange darüber nach, seien Sie so ehrlich wie möglich und schreiben einfach, was Ihnen einfällt.

Wenn Sie mir Ihrer Geschichte fertig sind stellen Sie sich vor, jemand anders liest sie und überlegen sich, wie diese Person folgende Fragen beantworten würde:

1. Was denken Sie denkt der Autor über sich selbst?
2. Was denken Sie denkt der Autor über das Leben?
3. Was denken Sie, denkt der Autor über andere Menschen?

Um Ihre Kernannahmen zu erkennen, wenn Sie vor Ihnen liegen lesen Sie die folgenden Aussagen aufmerksam und schreiben auf ein Stück Papier jede Aussage, die Ihrer Meinung nach auf Sie zutrifft.

<u>Über Sie</u>

- Ich bin ein guter Mensch
- Ich verdiene es, glücklich zu sein
- Ich sage immer das Falsche und mache ständig Fehler
- Ich bin ein Versager
- Ich habe mehr gute als schlechte Eigenschaften
- Ich bin stark

<u>Über die Welt</u>

- Die Menschen bekommen, was sie verdienen
- Die Menschen wollen mir wehtun
- Wenn etwas schiefgehen kann dann tut es das auch
- Erfolg hängt von Arbeit/Glück/Talent ab
- Wenn ich jemandem vertraue werde ich nur enttäuscht oder verletzt

Um zu verstehen, wie andere Sie beeinflusst haben, diese Annahmen zu entwickeln nutzen Sie die Geschichte, die Sie zuvor aufgeschrieben haben und Ihre Grundannahmen als Basis und beantworten die folgenden Fragen auf einem separaten Papier:

1. Welche Botschaften zu sich selbst erhielten Sie von den unten stehenden Gruppen?
2. Welche Botschaften zu anderen und der Welt um Sie erhielten Sie von unten stehenden Gruppen?

- Eltern/Erziehungsberechtigte
- Freunde/Klassenkameraden
- Geschwister
- Lehrer und/oder Trainer

Um zu verstehen, wie Ihre Vergangenheit Ihre heutigen Annahmen geformt hat nutzen Sie die Geschichte, die Sie geschrieben haben als Grundlage und denken an Ihre Vergangenheit. Wie hat die Vergangenheit Ihre heutige Weltsicht beeinflusst? Können Sie erkennen woher aus Ihrer Vergangenheit Ihre Kernannahmen kommen?

Um diese Übung abzuschießen können Sie sich nicht nur auf Ihre Erinnerung verlassen. Sprechen Sie mit Familienmitgliedern und fragen Sie sie, wie Sie sich verhalten haben, als Sie jünger waren und wie sich das über die Jahre verändert hat und die Einstellungen, die vorherrschten, als Sie aufwuchsen.

Fragen Sie Ihre Eltern, was ihre Annahmen sind, wenn Ihre Mutter oft sagte, "Wer schön sein will muss leiden" kann Sie Ihnen vielleicht erklären, was sie meinte und warum sie glaubte, dass das wahr war. Sie werden vielleicht interessante Dinge herausfinden. Es könnte sein, dass Ihre Mutter diese Annahme entwickelt hat, weil Frauen nicht zur Schule gehen durften, als sie jünger war. Was bedeutet, dass der einzige Weg, wie eine Frau sich in ihrer Ehe sicher fühlen konnte. Sie werden vielleicht feststellen, das wir nicht länger in dieser Welt leben und Sie daher diese Annahme loslassen können.

DEPRESSION

Es ist wichtig, im Kopf zu behalten, was Sie über automatische Gedanken gelernt haben während Sie nach Ihren Kernannahmen suchen. Wenn Sie Ihre automatischen Gedanken regelmäßig notiert haben dann ist Ihnen vielleicht ein Muster von häufig auftretenden Gedanken aufgefallen. Diese können Ihnen Hinweise zu Ihren Kernannahmen geben.

Abwärtspfeil

Neben dem Untersuchen Ihrer Geschichte und dem Aufzeichnen Ihrer Gedanken gibt es weitere Methoden, um sich seiner Kernannahmen bewusst zu werden. Eine Methode ist der Abwärtspfeil. Um diese Technik anwenden zu können müssen Sie zuerst einen automatischen Gedanken erkennen. Lassen Sie uns Joe als Beispiel nehmen, sein automatischer Gedanke war, "letztes Jahr habe ich in vielen Prüfungen versagt weil ich dumm bin."

Sobald Joe klar wird, dass er von einem automatischen Gedanken kontrolliert wurde fragt er sich folgendes:

- Was ist so schlimm daran?
- Was sagt das über mich aus?

Das war alles, was er braucht um sich auf seine Kernannahmen zu fokussieren:

Ich habe in der Prüfung versagt, weil ich dumm bin.

(Was ist so schlimm daran?)

Ich werde nie Erfolg im Leben haben weil ich dumm bin

(Was sagt das über mich?)

Ich bin ein Versager

Achten Sie auf den Unterschied zwischen dem ersten und dem letzten Satz. Der erste Satz reflektiert einen bestimmten Vorfall, der letzte ist eine allgemeine Aussage.

Der letzte Satz ist eine Kernannahme, die Joe über sich selbst hat und agiert als Wurzel für viele seiner automatischen, negativen Gedanken.

Kapitel 5 – Sie können sich ändern

Es gibt eine Reihe von Wegen, auf denen Sie Ihre Annahmen und Kernannahmen ändern können. In den vergangenen Kapiteln haben wir daran gearbeitet, diese Annahmen zu betrachten und anzugreifen, indem wir uns Ihre Geschichte angeschaut haben und vergangenen Annahmen, die Sie aus früheren Zeiten haben in Betracht gezogen haben und Sie hatten die Möglichkeit, diese Annahmen herauszufordern und Sie so loszuwerden.

Als Sie ein Kind waren haben Sie vielleicht gelernt, dass "man nett zu anderen sein muss," und jetzt haben Sie Schwierigkeiten, Grenzen zu setzen und lassen die Leute auf Ihnen herum trampeln.

Ich bin sicher, dass Sie diese Annahmen nicht weiter mit sich herumtragen wollen; sicher wollen Sie sich mit solchen ersetzen, die Sie schützen und davor bewahren, falsch behandelt zu werden. Haben Sie nicht langsam die Nase voll?

Denken Sie an all die Kernannahmen, die Sie identifiziert haben, während Sie die vergangenen Übungen gemacht haben. Gab es irgendwelche Annahmen, die Sie aufgeben wollen? Manchmal reicht es schon, sich seiner Annahmen bewusst zu sein, um deren Fehlfunktion zu erkennen. Können Sie sich positive und konstruktive Annahmen vorstellen, die Sie lieber hätten?

Wir haben Ihre automatischen Gedanken auf die Probe gestellt und glücklicherweise können Sie das gleiche mit Ihren Kernannahmen machen. Negative Kernannahmen verursachen großen Schaden, daher müssen sie verschwinden. Erwarten Sie nicht, dass sich Ihre Kernannahmen so leicht ändern werden wie Ihre automatischen Gedanken. Sie betrachten nicht länger separate Ereignisse, diese Dinge formen Ihr gesamtes Weltbild. Sie haben an ihnen so lange festgehalten, dass Sie sie jetzt als gegeben und normal ansehen. Ich bitte Sie, diese Gedanken anzugreifen, Sie müssen so viele Beweise wie möglich zusammen suchen, um sie herauszufordern.

Was wir jetzt tun werden ist nicht einfach und diese Kapitel nimmt weit mehr Zeit in Anspruch als die anderen. Wir können damit anfangen, uns einige effektive Wege, Ihre Kernannahmen zu ändern, anzuschauen.

Persönliche Beweise

Wir werden uns zuerst Ihre persönliche Geschichte anschauen um herauszufinden, ob Ihre Kernannahmen wahr sind oder nicht.

Sie sollten bereits eine Recht gute Ahnung davon haben, was Ihre Kernannahmen sind. Schreiben Sie für alle 5 Jahre seit Ihrer Geburt Beweise für und gegen Ihre Kernannahmen auf, denken Sie daran, dass Vermutungen und Gefühle keine Beweise sind. Zum Beispiel zählt "Meine Freunde sind klüger als ich" nicht. Wenn diese allerdings bessere Noten als Sie hatten und sie Ihnen das auch gesagt haben kann das als Beweis zählen und zur Kernannahme "ich bin nicht so klug wie andere" führen.

Bitte Sie Familie und Freunde, Ihnen dabei zu helfen und das ist besonders wichtig, wenn es um Ihre frühe Kindheit gehr. Schreiben Sie eine Zusammenfassung nachdem Sie sich die Beweise sorgfältig für und gegen Ihre Kernannahmen angesehen haben.

Schauen wir mal, wie Gary diese Übung machen würde:

Kernannahme: Ich bin ein Versager (10-15 Jahre)

Beweise dafür	Beweise dagegen
Ich bin nicht ins Footballteam aufgenommen worden	Ich war ziemlich gut im Schwimmteam
Mein Bruder war in allem in der Schule besser als ich	Ich war im durchschnittlichen Mittelmaß in der Schule
Mein Vater mochte meinen Bruder mehr als mich (Sollte nicht als Beweis genutzt werden, da es sich um eine Meinung handelt	Ich habe Geld für gute Zwecke gesammelt.

Das könnte folgendermaßen zusammengefasst werden: Ich war nicht so schlecht in der Schule, auch wenn ich nicht so gut war wie mein Bruder war ich trotzdem ein durchschnittlicher Schüler. Ich nutzte meine Tierliebe dafür, um beim Spendensammeln zu helfen, auch wenn ich kein guter Sportler war, war ich nicht schlecht beim Schwimmen, und das bedeutet, dass ich kein Versager bin.

DEPRESSION

<u>Gegenteile</u>

Was auch immer Ihre negativen Kernannahmen sein mögen gibt es immer eine gegenteilige Version davon. Diese beiden stellen gegenteilige Seiten eines Continuums dar, und der Punkt in der Mitte, an dem sie sich treffen ist eine realistische, ausgeglichene Annahme. Das Ziel ist es, Ihre Kerngedanken in Richtung dieser realistischen Annahme zu schieben. Die folgende Übung zeigt genau das:

Nehmen Sie ein Blatt Papier und malen einen Pfeil, schreiben Ihre Kernannahme auf eine Seite und auf die andere das genaue Gegenteil; diese beiden sind die Extreme. Jetzt setzen Sie ein X an die Stelle, an der Sie sich sehen.

Niemand mag mich   Jeder mag mich
                                   X

Sobald Sie sich selbst in dem Continuum platziert haben beschreiben Sie, wie sich jemand am negativen Ende des Pfeils fühlen würde. Stellen Sie sich zum Beispiel vor, wie jemand, den niemand mag seinen Tag verbringen würde. Wie würde er reagieren und wie würden andere Menschen auf ihn reagieren? Jetzt stellen Sie sich jemanden vor, der das genaue Gegenteil ist; wie würde er handeln?

Jetzt schauen wir uns an, wo Sie sich selbst platziert haben. Sagen wir, dass Sie davon ausgehen, stark auf die Seite zu lehnen, auf der Sie niemand mag. Wie zeigt sich das in Ihrem Leben und wie würde sich so jemand verhalten und sein Leben leben?

Schreiben Sie Ihre Beobachtungen auf. Nachdem Sie sich diese Szenarien überlegt haben; denken Sie immer noch, dass X der richtige Ort ist?

Jetzt wiederholen Sie diese Übung für all Ihre Kernannahmen.

<u>Die Vor- und Nachteile eine Annahme zu ändern</u>

Wenn eine Annahme Ihr ganzes Leben lang Teil von Ihnen war wird es sehr schwer, sie zu eliminieren. Gary zum Beispiel glaubt, dass er "perfekt sein muss." Gary hat dies als eine seiner Kernannahmen erkannt und wollte herausfinden, ob die Annahme es wert war, sein Leben so stark zu beeinflussen.

Als Ergebnis entschied er, eine Liste mit Vor- und Nachteilen eines Lebens mit dieser Annahme zu schreiben; im folgenden finden Sie seine Liste:

Nun wägen Sie die Vor- und Nachteile ab, um herauszufinden, ob es sich lohnt nach Ihrer Kernannahme zu leben und ob Sie sie ändern wollen oder nicht. Wählen Sie eine Ihrer Annahmen, idealerweise die, die es Ihnen besonders schwerfällt aufzugeben. Stellen Sie sich vor, wie Ihr Leben aussehen würde, wenn Sie weiterhin danach leben. Schreiben Sie die Vor- und Nachteile von einem Leben mit dieser Annahme auf. Sobald Sie diese Übung vervollständigt haben, ändern Sie Ihre Kernannahme in etwas weniger extremes ab; "Niemand wird mich jemals lieben" zum Beispiel könnte zu "Niemand kann mich wertschätzen wenn ich es nicht tue." Stellen Sie sich jetzt vor, wie es wäre nach dieser Annahme zu leben, schreiben Sie wieder die Vor- und Nachteile auf und schauen sich dann das Ergebnis an. Was ist Ihnen lieber?

Kapitel 6 – Zeit zu handeln

Hoffentlich konnten Sie nun ein paar etwas ausgeglichenere Annahmen über sich selbst, andere und die Welt um sich formen. Während Ihnen vielleicht klar geworden ist, dass Ihre alten Annahmen unlogisch waren kann es Ihnen immer noch schwer fallen zu glauben, dass Ihre neuen Annahmen besser sind. Manchmal ist der beste Weg, sich selbst das zu zeigen, sie im echten Leben zu testen.

Ein alter Freund von mir zum Beispiel war davon überzeugt, dass alles, was jemand, der mit ihr sprach sah, eine Narbe in ihrem Gesicht sei. Die Narbe war nur sichtbar, wenn man ihr Gesicht aus der Nähe untersuchte, und selbst dann lenkte sie nicht davon ab, wie toll die Frau aussah. Ihre Fixation auf die Narbe war absolut unnötig. Sie gab allerdings ihre bestes, Sie mit Makeup und Kleidung zu verstecken. Wann auch immer sie Zeit und Mühen aufwandte, um die Narbe zu verstecken wurde sie an ihre Existenz erinnert. In ihrem Kopf wurde die kleine Narbe hässlicher und größer und zu etwas wirklich Unausstehlichem und Unübersehbaren, das vor der Welt versteckt werden musste.

Obwohl ich ihr gesagt habe, dass die Narbe kaum auffällt und niemand etwas Schlechte über sie denken würde wurde sie nur sehr defensiv. Sie sagte, dass ich das nur sagen würde, weil ich ihre Freundin sei und das sagen müsste.

Sobald sie ihre Gefühle zugab bat ich sie, ihre Annahme auf die Probe zu stellen. Widerwillig stimmte sie zu, einen Tag ohne Makeup und Verkleidung raus zu gehen. Das Ergebnis war, das die Narbe niemandem auffiel, und sie gab das sogar zu.

Hätte sie die Narbe weiterhin versteckt wäre sie nie in der Lage gewesen, diese Erfahrung zu machen. Die Art und Weise, wie sie die Welt und andere Menschen sah wäre weiterhin inakkurat gewesen. Erst als sie mit der Realität konfrontiert wurde wurde die Annahme zerstört. Auch heute kämpft sie noch mit Annahmen, denen sie sich nicht bewusst ist. Schauen wir uns weitere Beispiele an, wie wir unsere alten Annahmen herausfordern und mit neuen ersetzen können.

Wir haben Gary und seinen Wunsch nach Perfektion kennen gelernt und gesehen, wie er sich entschieden hat, diese Annahme zu überprüfen. Er fing mit einer einfachen Übung an, am nächsten Morgen entschied er, seinen Wunsch nach Perfektion mit dem Wunsch, sein Bestes zu geben zu ersetzten, und wählte mit Absicht eine Krawatte aus, die nicht zu seinem Anzug passte.

Wenn Sie sich erinnern, Gary arbeitet in der Werbung und ist, wie seine Kollegen, eine Detail orientierte Person mit scharfem Auge für Ästhetik; daher hat Gary immer sehr viel Aufwand in sein Aussehen gesteckt. Gary erwartete, dass sich sofort all seine Kollegen über ihn lustig machen würden oder kommentieren würden. Er war nervös auf dem Weg zu Arbeit, doch zu seiner Überraschung schien niemand seine grauenhafte Krawatte zu bemerken und nicht eine Person machte einen Kommentar.

Voller Hoffnung für den nächsten Tag entschied sich Gary, etwas noch mehr herausforderndes zu machen. Absichtlich ließ er zwei Schreibfehler in einem Bericht, den er regelmäßig abgeben musste. Normalerweise überprüfte er ihn dreimal, um nicht dumm dazustehen und wieder gab es keine Reaktion auf seine Fehler.

Eine Woche voller Experimente innerhalb und außerhalb des Büros später merkte Gary, dass es an der Zeit war, seinen Wunsch nach Perfektion loszulassen. Obwohl er nicht mal sein Bestes gab schien es gut genug zu sein. Gary änderte sein Leben ein wenig und merkte, wie viel entspannter er in der Arbeit war. Während er keine wirklichen Veränderungen in seinem Verhalten bemerkte war er sehr überrascht, dass ihm im folgenden Monat nicht nur seine Kollegen sondern auch sein Chef zu seiner guten Arbeit gratulierten.

Für Gary und meine Freundin dauerte es nur eine Woche, ihre alten Annahmen aufzugeben. Normalerweise finden die Menschen viel mehr Beweise für den neuen glauben sobald der alte nicht mehr gültig ist. Wenn Sie diesen Weg gehen wollen, dann seien Sie vorbereitet, dass es viel Zeit und Aufwand in Anspruch nehmen kann um am Ende anzukommen.

Vergessen Sie nicht, dass Sie kleine Schritte gehen müssen, um Ihre neue Annahme auszuprobieren. Anna aus Kapitel 2 zum Beispiel glaubte, dass niemand sie mag, und weil sie diese alte Annahme mit einer neuen austauschen wollte entschied sie, dass einige Menschen sie mögen und manche sie sogar lieben. Diese Annahme zu testen war schwer und sie musste alles in kleinen Schritten gehen. Ihr erster Schritt war eine Anzeige auf einer Dating Webseite zu schalten; innerhalb von wenigen Tagen erhielt sie zu ihrer großen Überraschung viele Anfragen. Das gab Anna mehr Selbstbewusstsein, neue Herausforderungen anzunehmen. Sie lud einen ihrer Kollegen ein und frage einen anderen, ob er sie mochte oder nicht. Es dauerte trotzdem noch eine Weile, bis Anna glaubte, dass es viele Menschen gab, die sie mögen. Sie sagte sich selbst noch einige Zeit lang, dass die Menschen nur höflich waren und sie nicht verletzen wollten. Jedes Mal wenn diese Gedanken kamen zwang sie sich weitere Herausforderungen auf. Sie hatte keine Lust mehr, traurig und allein zu sein und fühlte, dass sie sich selbst zeigen musste, dass nicht alles so schlecht war wie sie glaubte.

Während Sie durch Ihren Alltag gehen vergessen Sie nicht, dass das Leben voller Herausforderungen steckt und es daher wichtig ist, nicht zu vergessen, dass es Dinge gibt, die schief gehen und sie manchmal nicht mit dem Leben zufrieden sind.

Denken Sie an die Herausforderungen, denen Sie sich stellen müssen und was Sie versuchen zu erreichen. Was könnte schief gehen? Schreiben Sie das auf, damit Sie einen Plan ausarbeiten können, falls etwas daneben geht.

Der Weg, auf dem Sie demonstrieren können, dass Ihre alten Annahmen nicht stimmen ist eine Kernannahme auszuwählen, die es Ihnen schwer fällt aufzugeben und die Ihnen das Leben schwer macht. Denken Sie an verschiedenen Wege, wie Sie diese Annahme herausfordern können. Fangen Sie mit einer einfachen Aufgabe an und steigern sich langsam. Schreiben Sie mögliche Herausforderungen, denen Sie sich vielleicht stellen müssen auf und wie Sie sie überwinden wollen, wenn es soweit ist. Machen Sie das mit mehreren Ihrer Kernannahmen bis Sie sich mit dem Prozess vertraut fühlen.

Neben Plänen, um Ihre alten Annahmen herauszufordern, können Sie sie auch nutzen, um die Probleme zu lösen, denen Sie gegenüber stehen. Sie könnten zum Beispiel einen Plan schreiben, wenn Sie abnehmen möchten, einen neuen Job suchen wollen, oder ähnliches.

Kapitel 7 – Verhinderung von Rückfällen bei Stillstand

Es ist üblich, ständigen Fortschritt bei Menschen, die sich von Depressionen erholen zu sehen, und umso mehr wenn sie die Reise gerade erst beginnen; Fortschritt in so hoher Geschwindigkeit hält allerdings oft nicht lange an. Es wird Wochen geben, in denen Sie das Gefühl haben, keinen Fortschritt zu machen, vielleicht sind Sie bereits an diesem Punkt und haben wieder das Gefühl, ins dunkle Netz der Depression zurückzufallen. Machen Sie sich keine Sorgen, das ist ganz normal, andere haben es auch wieder hinaus geschafft, also lassen Sie sich nicht entmutigen und arbeiten weiter an sich, denn Sie werden den Weg weiterhin finden.

Es gibt viel zu tun, um sicher zu sein, dass Sie weiterhin Fortschritt machen. Um anzufangen, stellen Sie sicher, dass Ihre Ziele leicht messbar sind. Nur so können Sie sehen, dass Sie Fortschritt machen. Es ist besser sich das Ziel zu setzen, drei Stunden pro Woche eine sportliche Betätigung außerhalb Ihres Hauses zu machen als sich zu sagen, dass Sie aktiver sein wollen.

Stellen Sie sicher, dass Sie alle Schritte in den vorangegangenen Kapiteln ausgeführt haben, da eine Fortschrittsliste eine tolle Motivation ist. Man unterschätzt schnell wie depressiv Sie waren, wenn Sie sich besser fühlen. Wenn Sie auf dem Weg der Besserung sind wird es sich vielleicht so anfühlen, als würden Sie immer mehr Fortschritt machen. Sie müssen sich nur umdrehen, um zu sehen, was Sie alles erreicht haben, aber manchmal vergisst man das.

Stellen Sie sicher, dass Ihre Erwartungen realistisch bleiben, und das es länger dauern kann als Sie ursprünglich gedacht haben um sich zu erholen. Nehmen Sie sich Ihre Zeit und versuchen nicht, größere Schritte zu nehmen als Ihre Beine lang sind.

Achten Sie auf Ihre Umwelt, vielleicht haben sich Ihre Freunde und Familie schon so an Ihr depressives Selbst, das immer Hilfe benötigt, gewöhnt, dass es für sie vielleicht schon fast befremdlich erscheint, Sie als unabhängige, aktive Person zu sehen. Wenn dem so ist müssen Sie mit ihnen sprechen und Ihnen sagen, wie wichtig Ihnen ihre Hilfe bei Ihrer Reise ist.

Es kann auch sein, dass Sie selbst Ihr schlimmster Feind sind, da Sie so lang depressiv waren, dass Sie Angst haben sich wieder in die Gesellschaft zu integrieren; wenn Ihnen das bekannt vorkommt dann müssen Sie sich Ihren Ängsten stellen und anfangen zu sehen, wie das Leben wäre, wenn Sie nicht mehr depressiv wären.

Es ist auch möglich, dass Sie noch nicht alle Annahmen identifiziert haben und dies Ihren Fortschritt aufhält; wenn das Ihnen bekannt vorkommt müssen Sie an den Übungen arbeiten, die Ihre Kernannahmen und automatischen Gedanken identifizieren.

Sobald Sie all das getan haben und immer noch das Gefühl haben, keinen Fortschritt zu machen ist es an der Zeit, einen Termin mit einem professionellen Psychologen oder Psychiater zu vereinbaren, der Ihnen weiterhelfen wird.

<u>Einen Rückfall verhindern</u>

Wenn jemand eine depressive Episode durchmacht sind die Chancen eine weitere Episode zu erleben höher und werden es auch für den Rest seines Lebens bleiben. Daher müssen Sie lernen, die Zeichen zu erkennen, die darauf hindeuten, dass Sie wieder depressiv werden, sodass Sie rechtzeitig reagieren können um einen Rückfall zu verhindern.

Darum ist es wichtig, dass Sie ein Rückfallpräventionsprogramm entwickeln und während Depressionen wahrscheinlich das letzte sind, an das Sie gerade denken wollen, jetzt wo Sie sich besser fühlen; Sie müssen trotzdem lernen, auf Ihren Körper und Ihren Geist zu hören.

<u>Hochrisikosituationen erkennen lernen</u>

Denken Sie an Menschen und Situationen, die Ihnen Sorgen bereiten oder Sie depressiv machen. Das könnte ein Familientreffen sein, wo Sie wissen, dass alle Sie befragen werden, wie es Ihnen geht oder ob Sie in einer Beziehung sind. Es könnte auch das Shoppen nach neuer Kleidung sein, wobei Sie feststellen müssen, dass Sie schon wieder ein paar Kilo zugenommen haben und sich dann schlecht fühlen. Es gibt viele Situationen, die für Sie einen Auslöser darstellen könnten und auf diese Situationen müssen Sie achten. Schreiben Sie sie als Hochrisikosituationen auf und planen, was Sie tun können, wenn sie auftreten und wie Sie reagieren können, wenn Ihre Laune sinkt.

Ihre Warnzeichen

Lernen Sie, Ihre Warnzeichen zu erkennen, die darauf hindeuten, dass Sie auf eine Depression zusteuern. Wenn Sie depressiv sind schlafen Sie mehr, essen mehr oder lassen Ihr Äußeres verkommen? Werden Sie reizbar, rufen Freunde nicht mehr zurück? Schreiben Sie auf, wie Sie sind, wenn Sie in eine depressive Episode hineinfallen.

Aktionsplan

Wenn Sie eins oder mehrere Ihrer Warnzeichen erkennen können Sie mehrere Dinge tun, um nicht einen Rückfall zu erleiden. Füllen Sie Ihre Checklisten und Arbeitsblätter aus und stellen sicher, dass Sie an angenehmen Aktivitäten teilnehmen. Seien Sie sozial und verlassen das Haus.

Wenn Sie sich nicht depressiv fühlen machen Sie folgende Übung. Es ist eine wichtige Übung, da es ein Weg für Sie ist, sich Ihr Verhalten und Ihre Gedanken objektiv anzuschauen. Schreiben Sie Ihre Hochrisikosituationen und Warnzeichen auf. Denken Sie an alles, was in einer gefährlichen Situation helfen könnte. Sie könnten zum Beispiel Selbsthilfegruppen für Depressionen in der Nähe kontaktieren sobald Sie anfange, Zeichen der Depression zu sehen.

Schauen wir uns ein ausgefülltes Arbeitsblatt für diese Situationen an, es dient auch als Vorlage für Sie.

Hochrisikosituationen	**Plan**
Dates	Mich selbst erinnern, dass es nur ein Date ist und dass ich mir keine Sorgen über unsere gemeinsame Zukunft machen und alles überanalysieren muss.
Kleidung einkaufen	Möglichst gut aussehen, bevor ich einkaufen gehe

Hochrisikosituationen	Plan
Meine Mutter besuchen	Durchsetzungsfähig und nachdrücklich bleiben und sie nicht mein Leben planen lassen
Zu viel essen	Die Übungen im Buch nochmal machen
Weniger aktiv werden	Raus gehen und zur Selbsthilfegruppe
Keinen Kontakt mit Freunden und Familie wollen	Freunde anrufen und etwas gemeinsam unternehmen

Kapitel 8 – Wann es an der Zeit ist, sich professionelle Hilfe zu suchen

Während es möglich ist, sich seinen Weg mit Hilfe dieses Buches zu erarbeiten, kann der ganze Prozess für Sie weit einfacher sein, wenn Sie sich Hilfe von einem erfahrenen Psychologen oder Psychiater holen, da dieser in der Lage ist, Sie auf dem Weg an die Hand zu nehmen und sicher zu stellen, dass Sie sich nicht verlaufen. Wenn Sie unter schweren Depressionen leiden und daran denken, sich selbst weh zu tun, dann bitte ich Sie, dass Sie sich sofort professionelle Hilfe suchen. Wenn Sie merken, dass Sie ernsthaft darüber nachdenken, sich etwas anzutun müssen Sie zur nächsten Notaufnahme gehen oder die Notrufnummer eines Arztes wählen, der Ihnen zur Seite stehen kann und die Situation übernehmen kann.

Wenn Sie das Gefühl haben, dass Sie trotz aller Versuche keinen Fortschritt machen und sich nicht in die richtige Richtung bewegen ist es ebenfalls sinnvoll die Hilfe eines Therapeuten, der sich auf kognitive Verhaltenstherapie spezialisiert, in Anspruch zu nehmen. Auch wenn Sie sich alleine von Ihrer Depression befreien können kann es sein, dass Sie ein bisschen extra Hilfe von Profis, Antidepressiva und vielleicht einer Selbsthilfegruppe brauchen werden.

Vergessen Sie nicht, dass es seine Zeit braucht um deutliche Veränderungen zu sehen, daher eilen Sie nicht und lassen sich nicht entmutigen, wenn Sie nicht gleich zu Anfang Veränderungen sehen; ich verstehe vollkommen, dass Sie die Depression sofort loswerden wollen, doch wenn Sie sich Ihre Zeit lassen, dann werden Sie eher ans Ziel kommen als wenn Sie hetzen.

Geben Sie nicht auf, es kann seine Zeit dauern, aber Sie werden Fortschritt machen und sich zu einer glücklichen und stabilen Person entwickeln.

Fazit

Ich möchte Ihnen dazu gratulieren, dass Sie am Ende diese Buches angelangt sind. Der Weg, den Sie gegangen sind steckt voller Herausforderungen und ich bin sicher, dass Sie hart gearbeitet haben und ich bin stolz auf Sie. Ihre Reise ist hier allerdings noch nicht vorbei; psychische Krankheiten sollten immer auf Ihrem Radar bleiben.

Ich hoffe, dass dieses Buch informativ war und dass es Ihnen auf Ihrem Weg geholfen hat und Sie Ihr Leben auskosten werden können.

Viel Glück im ersten Kapitel Ihres neuen Lebens.

Printed in Poland
by Amazon Fulfillment
Poland Sp. z o.o., Wrocław